MOYENS DE GUÉRIR

TOUTES LES FIÈVRES

EN 24 OU 48 HEURES.

MOYENS DE GUÉRIR

TOUTES

LES FIÈVRES

EN 24 OU 48 HEURES

PAR

P. LACROIX

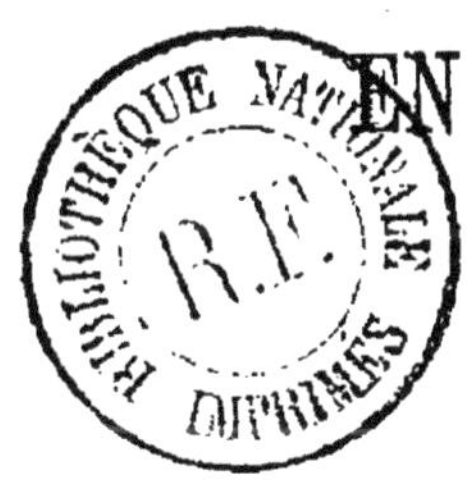

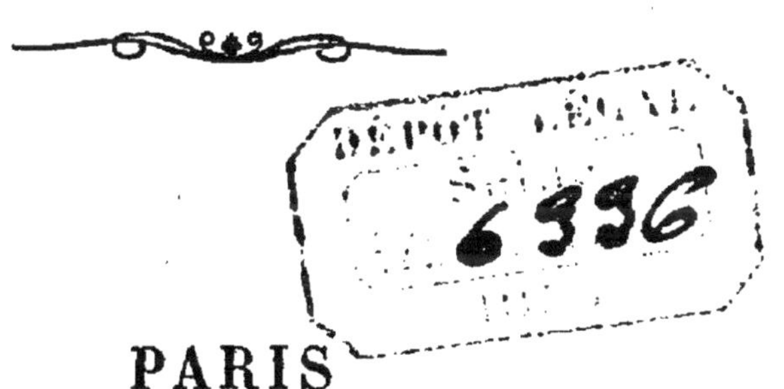

PARIS

1, RUE AUBER, 1

—

1875

MOYENS DE GUÉRIR

TOUTES LES FIÈVRES

En 24 ou 48 Heures.

Il est de la plus haute importance de bien comprendre la nature des états morbides qui portent le nom de fièvres ; le sort des milliers de nos semblables dépend d'une intelligence claire et nette de ce sujet : malgré tout cela, nous sommes forcé de nous plaindre de la grande ignorance montrée, même aujourd'ui, par les membres des Facultés, au sujet des causes et des effets de cette affection. Mes lecteurs et surtout ceux qui ne s'occupent pas beaucoup de médecine, peuvent regarder mes assertions comme trop hardies et peut-être comme fausses ; mais, avant de porter un jugement définitif sur ce que je viens de dire, je les prie de vouloir bien lire attentivement les preuves et les explications que je vais mettre sous leurs yeux. Je leur demanderai même une autre faveur, c'est d'essayer de combattre les fièvres dont nous parlons en employant les remèdes qu'ils trouveront recommandés à la fin de ce Traité ; autrement, je trouverai qu'ils n'ont pas agi avec justice à mon égard.

En parlant de cette maladie comme d'autres, les médecins des Facultés admettent l'ignorance où ils sont à son égard, et, ce qui est pire, le manque de succès des traitements qu'ils proposent prouve d'une manière indubitable que cette ignorance est réelle. On a, de tout temps, laborieusement écrit des volumes sur cette maladie et sur ses formes diverses. Les auteurs de ces livres ne s'accordent nullement dans leurs opinions, et, qui plus est, ils s'attaquent entre eux avec beaucoup de vivacité sur le sujet de ces opinions.

Voici quelques citations extraites du livre du docteur Thomas sur *la Pratique moderne de la Médecine* : elles montreront qu'il est impossible de donner une définition claire et concise de cette affection, car elle n'a pas de symptômes invariables qui pourraient nous mettre à même de bien nous prononcer sur sa nature ou sur son essence :

« Le pouls du malade varie d'une manière extraordinaire; il peut être petit, faible, lent, serré et irrégulier, ou il peut être fort, précipité, plein, régulier et mou, selon que la fièvre est à son début, à sa hauteur, à son déclin, ou selon l'état du sujet et la forme particulière de la maladie. La chaleur aussi présente des irrégularités : elle ne peut être uniformément répartie dans toute l'économie ou accumulée sur quelques endroits particuliers du corps. En d'autres moments, le système est le siége d'un sentiment général de froid. Quelquefois la face est pâle, et d'autres fois rouge et gonflée; tantôt elle conserve son apparence naturelle; tantôt, au contraire, elle est affaissée. Les yeux sont ternes et languissants, souvent rouges et brillants; dans un cas, calmes et mornes; dans l'autre, proéminents et convulsionnés. La langue est sèche, fendillée, rude et présentant une couleur écarlate, ou elle est blanchâtre et couverte de mucosités, ou bien encore elle retient son apparence naturelle et son humidité ordinaire. La respiration est fréquente ou irrégulière, et l'haleine est souvent brûlante et fétide. L'appétit est le plus ordinairement éteint : il est rare que le malade exprime le désir de manger. L'urine est quelquefois acide et incolore, d'autres fois briquetée et épaisse ; elle se trouble et dépose un sédiment sur les parois du vase, mais quelquefois aussi elle conserve son aspect ordinaire. A ces symptômes, il faut ajouter des douleurs dans les différentes parties du corps, une grande prostration des forces et l'insomnie, et quelquefois il y a abattement moral, stupeur de la face et délire. »

Je demande à mes lecteurs comment il est possible de former une opinion exacte de cette maladie d'après les symptômes contradictoires énumérés dans cette inintelligible masse de mots. Cependant le docteur Thomas nous dit, dans le paragraphe suivant, que « c'est après un examen diligent de ces symptômes, pris

dans leur ensemble, que nous nous pronon-
çons sur la présence ou l'absence de la fièvre
et le type particulier que la maladie affecte. »
On ne peut donc s'étonner qu'un écrivain médical du jour vienne à la conclusion suivante :
« Que, en qubie la fièvre soit une des formes
les plus ordinaires des maladies dans toutes les
parties du monde, et que l'attention des médecins y ait été portée depuis l'origine de l'art
de guérir, les opinions à l'égard de sa cause et
même sur les moyens de la guérir sont loin
d'être identiques. » (Voyez *Magasin médical*,
vol. VIII, p. 52.) Après avoir lu ces citations,
on peut juger de la capacité des conservateurs
diplômés de notre santé ; on peut voir s'ils
sont capables d'arrêter le progrès de cette terrible maladie. Je demande à mes lecteurs, en-
suite, de jeter les yeux sur le tableau des mi-
sères humaines ; de remarquer les traces lais-
sées par cette maladie destructive ; de suivre la
route de cet ennemi qui marche avec les mots
fièvre et mort inscrits sur sa terrible bannière,
et alors de tourner les yeux vers une puissance

qui est assez forte pour en arrêter le progrès. Cette puissance, nous devons la considérer comme un des plus grands bienfaits que la Divinité a accordés à l'homme.

Quel cœur n'a pas saigné à la perte d'un ami bien-aimé ? Que de maris ont eu à déplorer la mort de la compagne de leur jeunesse ! Que de femmes ont été ravies à leurs époux adorés ! Que de parents ont perdu les enfants chéris objets de leurs affections ! Combien de personnes ont vu s'évanouir toutes les consolations de cette terre ! Et tout cela sous l'influence de la fièvre, ce souffle destructeur de l'orage épidémique et envahissant ! De quelque côté que nous tournons les yeux, à l'est ou à l'ouest, nous verrons les débris innombrables dont ce fléau a jonché son passage. Les rues désertes de villes silencieuses, ces lieux où autrefois les charmants sourires des femmes et les doctes leçons des sages ravissaient les cœurs ou ennoblissaient les esprits, portent aujourd'hui le témoignage des ravages de ce terrible destructeur. Demandons-nous la cause qui a dirigé inopinément ces sombres cohortes de nos semblables vers l'éternité, et l'écho, avec ses mille voix, nous criera pour réponse : La fièvre ! Pour trouver un remède à cette désolante affection, les Facultés et leurs docteurs ont dépensé leur habileté en vain. Il faut, disent ces savants, que la fièvre ait sa marche. Mais, malgré cette décision, ils ne manquent jamais d'essayer un remède, et puis un autre, jusqu'à ce qu'ils aient épuisé toutes les ressources du Codex. Les expériences de ces expérimentateurs se suivent rapidement, jusqu'au moment où le malade meurt, ou qu'il a la bonne chance de guérir et de triompher à la fois de la maladie et des médecins. La profession de la médecine est la seule qui permette à un homme de profiter de ces erreurs et de ses bévues. Le médecin cueille des lauriers en dispensant des drogues qui précipitent son semblable dans un abîme de malaise et de pauvreté. Il est loué à l'excès pour avoir arraché un individu de l'état morbide dans lequel ses drogues l'avaient précédemment fait tomber. Il reçoit les remerciements dus aux efforts généreux de la nature, car ce sont ces efforts qui viennent en aide au malade et qui rétablissent sa santé, en dépit du médecin et du mal.

Je n'ai pas l'intention de décrire les symptômes des cinquante différentes formes de cette prétendue maladie; je dis prétendue, parce que je me fais fort de vous prouver que la fièvre, dans l'acception ordinaire du mot, n'est pas une maladie. Je sais que j'ai déjà employé le mot maladie en parlant de la fièvre, mais c'était seulement pour mieux faire comprendre les explications que je vais donner. J'essaierai cependant de jeter assez de jour sur ce sujet pour détromper ceux qui auraient pu avoir été imbus d'une pareille erreur. Qu'est-ce que c'est que la fièvre? Voilà la question qu'il faut se poser. Avant de répondre moi-même à la question, je vais passer en revue les opinions des prétendus savants de nos Facultés à cet égard. L'école grecque croyait que la fièvre était une coction et une évacuation critique de matière morbifique. Boerhaave la regarda comme une viscosité anormale du sang. Stahl, Hoffmann et Culler l'ont déclarée être un spasme des extrémités de la fibre vivante. Brown et Darwin n'y ont vu qu'un épuisement ou une accumulation de l'excitabilité. Aussi, chers lecteurs, vous pouvez voir combien ont été profondes les recherches faites à ce sujet par les sages des temps passés, et combien ont été grands les résultats de ces recherches ! Croyez-vous que la nature intermittente de quelques-unes de ces affections soit mieux comprise que les autres points de ce sujet ? Nullement. Selon l'expression d'un écrivain que j'ai déjà cité, les opinions qui ont rapport aux causes et au traitement de cette affection ne sont point identiques. Si donc je réussis, à mon tour, à donner une description de cette maladie, en rendant raison de sa cause et en indiquant un moyen sûr de la guérir, je croirai « avoir été utile à l'Etat. » Qu'est-ce donc que la fièvre ? Eh bien, c'est de la chaleur ; mais de la chaleur dans un état de perturbation. La chaleur est donc une maladie ? Hippocrate a dit que la chaleur c'est la santé. Comment alors se fait-il qu'elle devienne une maladie entre vos mains ? Acceptons pour un moment l'idée communément reçue que la fièvre est une maladie, pour voir de quelle manière le malade l'a contractée ; regardons les causes auxquelles la Faculté attribue l'origine de la fièvre ; ce sont : l'exposition du corps au froid, l'habitation dans une maison humide, l'état brumeux et lourd de l'atmosphère, et autres cas semblables. La cause presque universelle de la fièvre est l'application au corps d'un froid qui arrête la transpiration cutanée, et les effets morbides semblent dépendre de quelque particularité constitutionnelle de l'individu affecté. Les circonstances qui semblent donner au froid son effet ordinaire sont le degré de son intensité, la durée de son action, la manière dont il agit, c'est-à-dire s'il atteint tout le corps à la fois ou s'il n'atteint qu'une partie sous forme de courant ; l'état de moiteur ou de sécheresse, du froid, etc. Les circonstances qui rendent la personne plus susceptible à l'action du froid sont les fatigues excessives du corps ou de l'esprit, les jeûnes prolongés, les veilles, les évacuations excessives, les erreurs du régime, l'abus des liqueurs alcooliques, les douleurs, les inquiétudes, les chagrins, etc.

Les personnes dont la constitution est affaiblie par ces causes sont très-exposées à souffrir de l'action du froid et de l'humidité, car ces derniers agents ont sur les personnes ainsi constituées des effets que, en tout autre état du corps, ils ne pourraient pas produire. Je prie mes lecteurs de parcourir attentivement cette dernière page et de voir s'il est possible de répondre à cette question : « Comment ou d'où le corps du malade a-t-il pris cette chaleur qui lui a ôté la santé? Est-ce le froid qui la lui a donnée? » Si cela est le cas, le forgeron qui demeure au pôle du Nord doit pouvoir facilement chauffer son fer! Selon le docteur Thomas, la cause ordinaire et universelle de la fièvre est l'application au corps d'un froid qui arrête la transpiration cutanée. Dans tous mes raisonnements, j'ai dit que le devoir du médecin

était de détruire la cause, car la cause dispa-
rue, les effets cesseront d'eux-mêmes d'exister.
Comment, au nom du sens commun, l'application du froid peut-elle donner de la chaleur?
Quelle sotte phrase de dire : « J'ai pris *froid !* »
Combien il serait plus correct de dire qu'étant
exposé à un courant d'air froid ou m'étant cou-
ché dans des draps humides, j'ai été pris d'*une
chaleur ?* Si la théorie sur laquelle les médecins des Facultés fondent leur traitement de la
fièvre est bonne (et rien à mon avis ne peut
être plus absurde), comment se fait-il que tant
de personnes meurent annuellement de cette
affection ? Le fait est qu'ils attaquent continuel-
lement l'effet et non pas la cause, et de là
l'habitude d'employer la saignée et les médecines rafraîchissantes. Si le froid est la cause
de la fièvre, pourquoi ne pas chercher à enlever ce froid ? Mais pour l'enlever il ne faut pas
avoir recours à des moyens dont le propre est
d'engendrer le froid qu'on cherche à détruire.
Peut-on chauffer une fournaise au moyen de la
glace et de la neige? Il faut se souvenir que le

malade a été affecté du froid et que ce froid est la cause réelle du dérangement de sa santé, c'est-à-dire en fermant les pores de la peau et en empêchant la substance de la transpiration de passer. S'il pénètre par ces pores une quantité considérable de matière nuisible au corps, et que l'effet de la transpiration soit nécessaire afin de tenir le corps dans un état de santé, ne s'ensuit-il pas que notre premier soin devrait être d'ouvrir ces pores et de rétablir le cours de la sueur? Quand nous voyons un malade qui présente les symptômes de la flèvre, la langue fuligineuse, les yeux languissants et des douleurs dans divers endroits du corps, nous avons une preuve positive que toutes les parties de l'économie sont devenues le siége des obstructions. Tous ces symptômes sont produits par le froid, et les symptômes fébriles ou chaleurs apparents ne sont que les efforts de la nature pour se débarrasser de ces obstructions, mais ne constituent pas une maladie. Shakespeare a dit que le feu expulse le feu, les agents de la Faculté pensent que le

froid chasse le froid; autrement pourquoi l'emploi des saignées et de la diète ? Pourquoi vider
le système du sang quand ils savent que la
perte de chaque goutte de ce liquide diminue la
vitalité de l'économie et affaiblit la fibre vivante ? Pourquoi l'usage de préparations de
mercure et d'antimoine, qui sont froides et
inactives ? Car le docteur Thatcher assure qu'il
dépend de l'état du corps que ces médecines
ne produisent aucun effet ou qu'elles agissent
en produisant des effets inattendus et violents.
Pourquoi employer les vésicatoires et un régime débilitant ? Le pouvoir combiné de tous
ces agents est très-propre à éteindre jusqu'à la
dernière étincelle de vitalité qui reste au corps.
Quel serait le sort d'un homme sain et vigou-
reux qu'on soumettrait au traitement *urgent et
actif* qu'on emploie à l'égard d'un homme atteint de typhus ou de toute autre forme de
fièvre ? Quel serait, je vous le demande, son
sort ? Quand on saigne le malade, qu'on saigne
en même temps l'homme sain ; quand on ap-
plique des vésicatoires au malade, qu'on en

fasse autant à son voisin ; quand on drogue l'un, qu'on drogue l'autre ; en un mot, qu'on fasse à l'homme sain tout ce qu'on recommande de faire au malade ; qu'on le fasse passer par toutes les phases du traitement, et son sort serait sûrement celui du malade, c'est-à-dire la mort ! — Une pareille manière d'agir peut-elle être philosophique ? S'accorde-t-elle avec le bon sens en donnant pour guérir une maladie les choses qui sont propres à ruiner la santé la plus forte ? Non, et malgré les criailleries de toutes les Facultés, je soutiendrai qu'une pareille doctrine est opposée au sens commun, à la philosophie et à la nature. On peut avoir recours à des raisonnements spécieux, on peut parler de la « contre-irritation, » on peut dire qu'il faut du « poison pour neutraliser un poison, » et autres choses semblables ; mais le manque de succès qui accompagne ce traitement milite plus contre lui que toute la force de l'argument ne pourrait faire. Tandis que la nature cherche de tout son pouvoir à ouvrir les pores de la peau afin de se débarrasser des matières morbides qui la gênent, on affaiblit les forces dont elle use, en extrayant du système le sang, ce fluide vital duquel dépendent notre vigueur et notre santé. Mais on nous dit que le sang est mauvais, tantôt couenneux, tantôt noir, et ces apparences font que le médecin se félicite d'avoir saigné le malade ; mais la cause de la maladie existe encore intacte. Quelle sera l'utilité de faire tirer d'un tonneau de bière aigrie quelques litres du liquide gâté ? Cela fera-t-il cesser la fermentation acide de ce qui reste ? Les plus grands des nigauds se moqueraient d'un pareil raisonnement, et avec justice. En diminuant la quantité du sang chez le malade, en change-t-on la qualité ou le sang sera-t-il moins couenneux ? En faisant la saignée, suppose-t-on pouvoir convertir le sang noir et veineux en un sang rouge et artériel ? En un mot, la perte du sang fera-t-elle ouvrir les pores de la peau que le contact du froid a fermés ? Non, et je répète que le manque de succès presque constant qui suit un pareil traitement prouve la vérité de ce que je dis : le traitement des médecins n'est pas naturel, et, qui pis est, il tue souvent le malade.

La peau est, parmi les parties du corps affectées, la plus importante, et le plus souvent les médecins négligent d'y porter leur attention. On doit se souvenir que chaque pouce carré de cette membrane est percé de plus d'un million de pores ! Sur cette surface, il y a une pression de l'air atmosphérique équivalente à un poids de quinze livres. Quand ces pores sont fermés par le froid ou par toute autre cause et que l'équilibre est détruit, le médecin ne songe qu'à tenir le corps frais au moyen de médicaments rafraîchissants. Je vais présenter une manière de traiter les fièvres, qui diffère grandement de celle qui est employée par les médecins des Facultés. Le traitement que je prescris s'harmonise parfaitement avec les lois de l'économie animale, et comme preuve de cela, vous pouvez faire suivre à un homme dans la plénitude de sa santé un traitement semblable, et cela pendant un temps in-

défini, sans l'affaiblir ou sans porter la moin-
dre atteinte à sa santé. Comment peut-on donner son approbation au traitement prescrit par
les médecins contre cette maladie, quand on
considère l'utilité du sang et la nécessité d'une
bonne disposition pour soutenir les forces vita-
les, et quand on sait en même temps que pour
guérir le malade on lui fait perdre une grande
quantité de fluide vital, et on lui donne des
médicaments qui ont pour effet de détruire les
fonctions des organes digestifs ? Nous le répé-
tons, un pareil traitement peut tuer le malade,
mais non le guérir. Le docteur Coffin dit :

« En traitant la maladie qui est la cause de la
fièvre, j'ai toujours considéré la fièvre comme
une amie, je n'ai vu en elle qu'un effort de la
nature fait pour se débarrasser des obstructions : effort qu'il importe de seconder et non
pas de contrecarrer comme les médecins cher-
chent à le faire. A quel moment peut-on dire
que la cause est détruite ? N'est-ce pas quand
tous les effets auront disparu ? Et quand les
effets auront-ils disparu ? Lorsque disparaîtront

les symptômes fébriles et que l'équilibre sera de nouveau établi. Quand il reste encore assez de vie dans le système, on peut toujours amener ce résultat au bout de vingt-quatre heures ou quarante-huit heures au plus. Je puis assurer à mes lecteurs que la fièvre n'a pas de course inévitable à courir, comme le disent les Anglais, *pas même chez les malades riches.* Durant ma résidence dans les pays chauds, j'ai traité la fièvre sous toutes ses formes, depuis la forme bilieuse jusqu'à celle dite fièvre jaune, et bien que les Facultés prescrivent autant de traitements qu'il y a de formes de fièvre, je n'en ai jamais employé qu'un seul, et ce seul traitement les combat toutes avec une égale efficacité, ou bien il n'a pas de pouvoir contre elles. J'essayerai de rendre cela clair, et si je réussis, j'aurai placé entre les mains du public un moyen de diminuer la somme énorme des souffrances humaines. Pour offrir à mes lecteurs une connaissance des moyens que j'emploie, je leur donnerai en détail quelques cas de cette maladie que j'ai traitées, en les prévenant que dans tous les cas que je citerai, les malades ont été déclarés incurables par les médecins ordinaires. Cela donnera une meilleure idée de l'efficacité des moyens que j'emploie, car si mes médicaments peuvent guérir les cas les plus désespérés de fièvre, à plus forte raison ils enrayeront la maladie à son début et dans ses périodes moins avancées.

» Quand je demeurais à Hull, j'allai voir Mme Kirby, place de Cook, n° 9 ; sa maladie fut qualifiée du nom de typhus, et les médecins venaient de déclarer qu'il n'y avait plus d'espoir pour elle. Son état était déplorable ; la respiration était courte et précipitée, le pouls battait cent vingt par minute, la langue était encroûtée d'un épais enduit noir. La malade était dans un délire continuel ; on avait appliqué des vésicatoires, on avait employé la lancette et les sangsues, et depuis plus de quatorze jours cette dame n'avait pris d'autre nourriture que quelques cuillerées d'eau de gruau. Je n'avais rien de très-rassurant à dire à ses amis, mais ils me prièrent de lui prodiguer mes soins. Je me mis aussitôt à préparer la médecine que voici : Verveine, centaurée, mélilot, feuilles de framboisier, de chaque une poignée ; on fait bouillir ces plantes dans un litre d'eau, et après avoir passé on ajoute à la décoction une grande cuillerée de poivre de Cayenne.

Je donnai une grande cuillerée de cette préparation d'heure en heure ; je fis mettre une brique chaude à ses pieds et une autre à chacun de ses côtés. Je quittai la malade à dix heures du soir, et quand je revins le lendemain pour la voir, je la trouvai assise dans son lit, mangeant avec appétit et déclarant qu'elle n'avait jamais eu une si grande faim.

Deux jours après, le docteur, qui passait par là, entra pour avoir de ses nouvelles et s'écria avec étonnement en voyant la malade :

— Comment, vous allez mieux ? Je comptais voir la maison fermée.

La malade lui dit qu'on avait fait venir un autre médecin.

— Et quel est le médecin que vous avez fait venir ?

— Le docteur Coffin, fut la réponse.

— Comment ! dit le médecin, Coffin n'est qu'un charlatan ; il n'a pas de diplôme : il n'appartient pas à notre profession.

— Je ne lui demandai pas, dit le mari de la malade, de me montrer un diplôme, mais je le priai de guérir ma femme, et vous voyez le résultat.

— Mais je suppose, dit le médecin, qu'un homme qui n'a pas fait son apprentissage entre chez vous (M. Kirby était ébéniste) et réclame les mêmes gages qu'un ouvrier breveté ; qu'en penseriez-vous ?

— Si je trouvais qu'il sût travailler mieux que moi, j'admettrais de suite sa supériorité comme artisan.

Le médecin s'en alla, et Mme Kirby se rétablit.

Pendant la durée des leçons publiques que je fis à Hunslet sur ce sujet, un de mes auditeurs, en rentrant chez lui, trouva un de ses voisins dans un état de fièvre violente. Il venait d'entendre mes conseils à cet égard ; il commença ses opérations avec du poivre de Cayenne, de la mille-feuille et des briques chaudes, et, au bout de cinq heures, le malade fut rendu à la santé.

Dans le mois de mars 1844, on me fit voir un homme qui demeurait à Holbeck, près de Leeds; il était atteint d'une fièvre typhoïde des plus graves, et les médecins l'avaient abandonné. Il présentait tous les symptômes que j'ai cités dans le cas de Mme Kirby; il restait comme insensible, et la mort était imminente. A juger d'après l'aspect de la famille qui l'entourait, on n'avait réclamé mon assistance que comme un dernier espoir. Je préparai pour lui une médecine parfaitement semblable à celle de Mme Kirby, je le fis traiter de la même manière, et le résultat fut des plus heureux. Au bout de quelques jours, l'homme était parfaitement rétabli et commençait à vaquer à ses affaires.

Depuis le moment où je me mis à préparer cet ouvrage pour la presse, je fus appelé pour donner mes soins à une femme nommée Bannister, qui demeurait près de Leeds. Elle était dans un état grave de fièvre typhoïde, et son médecin avait déclaré qu'il n'y avait plus d'espoir de la sauver. Ne pouvant y aller moi-même, je fus forcé d'y envoyer un de mes adeptes. Il trouva son pouls si rapide, qu'il lui était impossible de compter les pulsations ; ses pieds et ses jambes étaient froids comme ceux d'un cadavre ; la langue, d'une teinte hépatique, était dure et profondément sillonnée ; le délire était constant, et, dans ce cas comme dans les autres, tout annonçait une dissolution prochaine. Après avoir entendu la description de son état, j'ordonnai les mêmes médecines et la même manière de traitement que j'ai déjà indiquées ; je fis mettre à ses pieds et à ses côtés, comme dans les cas précédents, des briques chaudes, enveloppées dans des linges mouillés de vinaigre, et j'usai largement du poivre de Cayenne. C'était le 5 janvier 1845 que je la vis pour la première fois, et, au bout de dix-huit jours, elle était guérie. Elle avait perdu, pendant sa maladie, une quantité considérable de sang. Quatre semaines après que je l'avais vue pour la première fois, cette femme fit une lieue à pied pour me visiter et pour me faire des remerciements de lui avoir sauvé la vie.

Pour moi, il importe bien peu que la forme de la fièvre soit *bilieuse*, *typhoïde*, *rémittente*, *intermittente* ou *jaune*. Je tiens en vue seulement ce grand principe, que la chaleur est la vie, et que sa diminution est la maladie, que son extinction est la mort. Le malade, dans un état de fièvre, peut paraître posséder beaucoup de chaleur; mais il n'en est pas ainsi, la chaleur vitale qu'il possède n'est que dans un état de perturbation. Si la maladie dite fièvre était une augmentation de chaleur, si cette dernière était en elle-même la maladie ou la cause de la maladie, il est évident que, plus le malade approchera de la mort, plus sera grande la quantité de la chaleur du corps. Mais c'est tout le contraire qui a lieu, car tout le monde sait qu'à mesure que le malade approche du terme de son existence, le froid lui gagne les extrémités et envahit graduellement le corps pour éteindre le principe vital; la circulation libre du calorique cesse de se faire, et tout le corps devient cadavéreux et froid. Pour empêcher cela, les médecins des Facultés ont recours à la déplétion sanguine et aux médicaments réfrigérants, qui éteindraient le feu de la vie dans la constitution la plus saine. C'est à cette pratique vicieuse qu'il faut attribuer leur manque de succès presque constant. Or, pour l'amour de l'humanité souffrante, je supplie les Facultés de ne pas rejeter, sans au moins les avoir mis à l'épreuve, la théorie et les remèdes que je leur propose ici. S'ils trouvent que les remèdes que je prescris sont bons, il est de leur devoir de les adopter, afin de diminuer la masse des souffrances humaines.

J'ai souvent parlé de l'emploi des bains de vapeur et des briques chaudes dans le lit du malade, et je désire ici dire un mot sur l'utilité de ces agents. Vous vous rappellerez que j'ai dit, dans un autre endroit de ce chapitre, qu'à chaque pouce carré de la surface du corps correspond une pression atmosphérique d'un poids de quinze livres : eh bien, c'est pour enlever en partie ce poids de l'atmosphère que je conseille les deux moyens auxquels je viens de faire allusion.

Voici la manière de faire prendre le bain de vapeur : Faites asseoir le malade à côté d'un baquet contenant assez d'eau bouillante pour couvrir en partie une brique rougie au feu, qu'on place au fond du baquet. On enveloppe d'une couverture de laine le malade et le baquet, de manière que tout le corps, la tête exceptée, soit exposé à l'action de la vapeur. La chaleur raréfie l'air qui se trouve sous la couverture, et enlève en partie le poids de l'atmosphère ; les pores de la peau s'ouvrent, et en même temps le corps absorbe une quantité de chaleur, et de cette manière on aide beaucoup l'action des stimulants qu'on donne au malade intérieurement. Quand le malade ne peut être sorti du lit, au lieu du bain de vapeur que je viens de décrire, on fait usage de briques chaudes, qu'on place à ses pieds et à ses côtés. La vapeur acide des linges vinaigrés qui entourent les briques stimule la peau et neutralise les matières alcalines qui se trouvent à la surface du corps. Il faut avoir soin de donner en même temps les stimulants intérieurs, de manière à avoir la chaleur interne plus grande que celle du dehors. En d'autres termes, il faut tenir la fontaine ou la source dans une position plus élevée que le ruisseau qui en découle, pour que l'eau échappe avec liberté. Aussitôt que la transpiration commence à marcher librement, la fièvre se dissipe. Cet effet peut toujours être produit en usant des stimulants et des briques chaudes, pourvu que le principe vital ne soit pas trop réduit.

J'ai donné une fois, à un malade, une demi-cuillerée de poivre de Cayenne toutes les demi-heures, pendant vingt-quatre heures de suite, et je changeai en même temps les briques à mesure qu'elles se refroidissaient, avant de pouvoir débarrasser le malade de ses obstructions.

Il faut toujours faire attention à l'état du canal intestinal, et, quand il y a constipation, on doit préférer l'emploi du lavement suivant aux médecines laxatives, et surtout quand le malade est très-affaibli : **P**rendre deux ou trois grandes cuillerées de mélasse, et une demie de poivre de Cayenne.

Dans le traitement de toutes sortes de fièvres, il faut employer des stimulants purs, afin de provoquer une transpiration abondante.

Le meilleur stimulant est une pincée de mille-feuille, infusée dans une tasse d'eau, bien chaude et sucrée, en y ajoutant une petite dose de poivre de Cayenne, suivant l'âge du malade.

Les médecins des Ecoles, dans les divers traitements qu'ils prescrivent pour les différentes sortes de fièvres, usent de toutes les drogues du Codex ; ils emploient les prépara tions de mercure, d'antimoine, de potasse, d'ammoniaque, de nitre et d'opium ; le jalap, l'ipécacuanha, le quinquina, la digitale, etc., avec tout cela, la lancette, les sangsues, les ventouses, les vésicatoires et les pommades irritantes. »

**De la Santé. — Moyens hygiéniques pour la
conserver,** suivi d'un exposé complet des dangers
de l'humidité et de l'importance de la chaleur
des pieds pour la santé................. 75 c.

**Manuel traitant de la Guérison des Maladies avec
les Plantes, l'Eau et la Vapeur** (Système du
célèbre Américain docteur Coffin)....... 1 25

Maladies de Poitrine, Phthisie pulmonaire, gué-
ries en 25 ou 30 jours................. 75 c.

Moyens certains de guérir toutes les Fièvres en
24 ou 48 heures..................... 1 fr.

Paris.—Typogr. de E. Brière, 257, rue Saint-Honoré.